中医内科临证经典丛书

总主编　田思胜　裴颢

活法机要（校注版）

金·李杲◎撰

范延妮　田思胜◎校注

U0206417

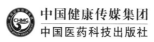

中国健康传媒集团

中国医药科技出版社

内容提要

　　《活法机要》为金代李杲所著，论述了20种临证的治疗方法，涉及内、外、妇、眼、皮肤各科。书中对病因、病机、症状鉴别等做了详细分析，对疾病的轻重缓急、用方加减、引经配伍等做了说明，体现了李杲立法定方的"圆机活法"特点。本书有很大的临床价值，是中医学者的必备参考资料。

图书在版编目（CIP）数据

　　活法机要：校注版／（金）李杲撰；范延妮，田思胜校注 .
—北京：中国医药科技出版社，2024.7
　　（中医内科临证经典丛书／田思胜，裴颢总主编）
　　ISBN 978 – 7 – 5214 – 4596 – 1

　　Ⅰ.①活…　Ⅱ.①李…　②范…　③田…　Ⅲ.①验方 – 汇编 –
中国 – 金代　Ⅳ.①R289.5

　　中国国家版本馆 CIP 数据核字（2024）第 090955 号

美术编辑　陈君杞
版式设计　南博文化

出版　**中国健康传媒集团** | 中国医药科技出版社
地址　北京市海淀区文慧园北路甲 22 号
邮编　100082
电话　发行：010 – 62227427　邮购：010 – 62236938
网址　www.cmstp.com
规格　880 × 1230mm $\frac{1}{32}$
印张　1 $\frac{3}{4}$
字数　30 千字
版次　2024 年 7 月第 1 版
印次　2024 年 7 月第 1 次印刷
印刷　北京侨友印刷有限公司
经销　全国各地新华书店
书号　ISBN 978 – 7 – 5214 – 4596 – 1
定价　15.00 元

获取新书信息、投稿、为图书纠错，请扫码联系我们。

《中医内科临证经典丛书》
编委会

| 出版者的话 |

在中医的历史长河中，历代医家留下了数以万计的中医古籍，这些古籍蕴藏着历代医家的思想智慧和实践经验，熟读精研中医古籍是当代中医继承、创新的根基。新中国成立以来，中医界对古籍整理工作十分重视，在经典中医古籍的校勘注释、整理等方面取得了显著成果，这些工作在帮助读者读懂原文方面起到了重要作用。但是，中医古籍数量繁多，从目前对古籍的整理来看，各科中医古籍大多较为散在，主要包含在较大的古籍整理类丛书中，相关专业的师生和临床医生查找起来多有不便。为此，我们根据当今中医学的学科建制，选取较为实用的经典著作按学科分类，可省去相关专业师生和临床医生在浩如烟海的古籍中查找选取的时间，也方便他们对同一学科的古籍进行系统的学习和研究。

本套丛书遴选了15种中医内科经典古籍，包括《内外伤辨惑论》《血证论》《内科摘要》《症因脉治》《证治汇补》《证治百问》《医学传灯》《脾胃论》《痰火点雪》《理虚元鉴》《金匮翼》《活法机要》《慎柔五书》《医学发明》《医醇賸义》。

本次校注出版突出以下特点：①遴选底本，保证质量。每种医籍均由专家甄选善本，考据校正，细勘精审，力求原文优质准确。②字斟句酌，精心校注。校注专家精心揣摩，析疑惑谬误之处，解疑难混沌之点，对古籍的版本迥异、疑难字句进行释义。③文前说明，提要钩玄。每本古籍文前皆作校注说明，介绍古籍作者生平、学术特点、成书背景等，主旨精论，纲举目张，以启迪读者。

希望本丛书的出版能为中医学子及临床工作者研读中医经典提供有力的支持。

中国医药科技出版社

2024 年 6 月

校注说明

《活法机要》为金代李杲所著（亦有作朱震亨撰者，本次点校不录），据《中国医籍考》引熊宗立言："（东垣）著作甚多，惟有《药用珍珠囊》《脾胃论》……《五经活法机要》《兰室秘典》……等书刊行。"任应秋在《中医各家学说》东垣所著书目中亦列出《活法机要》一书。

李杲（1180—1251），金元四大家之一，字明之，晚年自号"东垣老人"，金代真定府（今河北正定）人，师从中医易水学派创始人张元素，著有《内外伤辨惑论》《脾胃论》等。李杲是中医"补土派"的创始者，以阐发脾胃内伤学说著称于世，认为脾胃为元气之本，是人生命活动的动力来源，强调脾胃在人体生命活动中的重要作用。他重视"调神志"和"安心养神"，还擅长疮疡、眼目证等疾病的治疗。

《活法机要》论述了 20 种病证的治法方药，涉及内、外、妇、眼、皮肤各科。书中对病因、病机、症状鉴别等做了详细分析，对疾病的轻重缓急、用方加减、引经配伍等做了说明，体现了李杲立法定方的"圆机活法"特点。

此次点校以明代《医统正脉全书》本（以下简称"医统本"）为底本，参照景元刻《济生拔粹》本（以下简称"济生本"）和明代《丹溪心法附余》（以下简称"丹溪本"）进行标点、勘误。在校语中补入书中未列的方剂。原书中的繁体字、异体字、通假字，均改为现代标准简化字；药名尽可能改为现行通用名。由于版式变更，原书中表示行文前后的词，如"左""右"等，均分别径改为"下""上"。

校注者

2024 年 3 月

目录

～ 泄 痢 证 ～

脏腑泄痢，其证多种，大抵从风、湿、热也。是知寒少热多，故曰：暴泄非阴，久泄非阳。溲而便脓血，知气行而血止也。宜大黄汤下之，是为重剂。黄芩芍药是为轻剂。治法：宜补，宜泄，宜止，宜和。和则芍药汤，止则诃子汤。有暴下无声，身冷自汗，小便清利，大便不禁，气难喘息，脉微呕吐，急以重药温之，浆水散是也。后重则宜下，腹痛则宜和，身重者除湿，脉弦者去风。脓血稠黏以重药竭之，身冷自汗以毒药温之，风邪内缩宜汗之，鹜溏为痢当温之。在表者发之，在里者下之，在上者涌之，在下者竭之。身表热者，内疏之，小便涩者，分利之。盛者和之，去者送之，过者止之。除湿，则白术、茯苓；安脾，则芍药、桂；破血，则黄连、当归；宣通其气，则槟榔、木香。如泄痢而呕，上焦则生姜、橘皮，中焦则芍药、当归、桂、茯苓，下焦则治以轻热，甚以重热药。若四肢懒倦，小便少或不利，大便走，沉困饮食减，宜调胃去湿，白术、茯苓，芍药三味水煎服。如发热恶寒，腹不痛，加黄芩为主。如未见脓而恶寒，乃太阴欲传少阴也，加黄连为主，桂枝佐之。如腹痛甚者，加当归倍芍药。如见血，加黄连为主，桂、当归佐之。如烦躁或先便白脓后血，或发热，或恶寒，非黄连不能止，上部血也。如恶寒脉沉，或白，腰痛，或血，脐下痛，非黄芩不能止，此中部血也。如恶寒脉沉，先血后便，非地榆不能止，下部血也。唯脉浮大者不可下。

黄芩芍药汤①方在《宝鉴》泄痢条下

大黄汤

治泄痢久不愈，脓血稠黏，里急后重，日夜无度，久不愈者。

大黄一两

上剉细，好酒二大盏同浸半日许，煎至一盏半，去大黄不用，将酒分二服，顿服之。如未止再服，以利为度。复服芍药汤和之，痢止再服黄芩芍药汤和之，以彻其毒也。

芍药汤②方在《宝鉴》内痈疾条下

---

① 黄芩芍药汤：据《卫生宝鉴》：黄芩芍药汤，治泻痢腹痛，后重身热，久不愈，脉洪疾者，及下痢脓血稠黏。黄芩、芍药各一两，甘草半两。上㕮咀，每服半两，水一盏半，煎至一盏。去滓温服，不拘时。

② 芍药汤：据《卫生宝鉴》：芍药汤，下血调气，溲而便脓血，知气行而血止，行血则便自愈，调气则后重除。芍药一两，当归、黄连、黄芩各半两，桂二钱半，槟榔三钱，炙甘草、木香各二钱，大黄三钱。上㕮咀，每服半两，水煎。如痢不减，渐加大黄。如汗后藏毒，加黄柏半两，依前服。

白术黄芪汤

服前药，痢疾虽除，更宜此和之。

白术一两　黄芪七钱　甘草三钱

一方无黄芪，用黄芩半两。

上咬咀，均作三服，水煎服清。

防风芍药汤

治泄痢飧泄，身热脉弦，腹痛而渴，及头痛微汗。

防风　芍药　黄芩各一两

上咬咀，每服半两或一两，水煎。

白术芍药汤

治太阴脾经受湿，水泄注下，体重微满，困弱无力，不欲饮食，暴泄无数，水谷不化，宜此和之。

白术　芍药各一两　甘草半两

上剉，每服一两，水煎。

苍术芍药汤

治痢疾痛甚者。

苍术二两　芍药一两　黄芩　肉桂各半两

上剉，每服一两，水煎。

诃子散

如腹痛渐已，泄下微少，宜止之。

诃子皮一两，生熟各半　木香半两　黄连　炙甘草各三钱

上为细末，每服二钱，以白术芍药汤调下。如止之

不已，宜归而送之也，诃子散内加厚朴一两，竭其邪气也。

浆水散

治暴泄如水，周身汗出，身上尽冷，脉微而弱，气少不能语。甚者加吐，此谓急病。

半夏二两，_{汤洗}　附子炮　干生姜　炙甘草　肉桂各半两　良姜二钱半

上为细末，每服三五钱，浆水二盏，煎至半，和滓热服。

黄连汤

治大便后下血，腹中不痛者，谓之湿毒下血。

黄连　当归各半两　炙甘草二钱半

上㕮咀，每服五钱，水煎。

芍药黄连汤

治大便后下血，腹中痛者，谓之热毒下血。

芍药　黄连　当归各半两　大黄一钱　淡味桂五分　炙甘草二钱

上㕮咀，每服五钱，水煎。如痛甚者，调木香槟榔末一钱服之。

导气汤

治下痢脓血，里急后重，日夜无度。

芍药一两　当归半两　大黄二钱半　黄连一钱　黄芩

二钱半　木香　槟榔各一钱

上为末，每服半两，水煎。

加减平胃散[①]方在《宝鉴》内，泄痢条下

地榆芍药汤

治下痢脓血，乃至脱肛。

苍术八两　地榆二两　卷柏三两　芍药三两

上咬咀，每服一两，水煎。病退止。

五泄之病，胃、小肠、大瘕三证，皆以清凉饮子主之，其泄自止。厥阴证加甘草以缓之。少阴证里急后重，故加大黄。又有太阴、阳明二证，当进退大承气汤主之。太阴证，不能食也，当先补而后泄之，乃进药法也。先煎厚朴半两制，水煎二三服后，未已，谓有宿食不消，又加枳实二钱同煎，二三服泄又未已，如稍进食，尚有热毒，又加大黄三钱推过，泄止住药。如泄未止，为肠胃有久尘垢滑黏，加芒硝半合，宿垢去尽则愈也。阳明证，能食是也。当先泄而后补，谓退药法也。先用大承气汤五钱，水煎服，如利过泄未止，去芒硝。

---

① 加减平胃散：据《卫生宝鉴》：加减平胃散，白术、厚朴、陈皮各一两，甘草七钱，槟榔、木香各一两半，桃仁、黄连、人参、阿胶、白茯苓各半两，上为细末，同平胃散煎服。如血多，加桃仁；如热泄，加黄连；如小便泄，加茯苓；如气不下后重，加槟榔；如脓，加阿胶；如腹痛，加芍药、甘草；如汗多，加白术；如洪脉，加大黄。

后稍热退，减大黄一半，再煎两服。如热气虽已，其人必腹满，又减去大黄，与枳实厚朴汤，又煎三两服，如腹满退，泄亦自愈，后服厚朴汤数服则已。

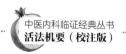

～ 疠 风 证 ～

疠风者，营气热附，其气不清，鼻柱坏而色败，皮肤疡溃，风寒客于脉而不去，故名疠风，又曰脉风，俗曰癞。治法：刺肌肉百日，汗出百日，凡二百日须眉生而止。先桦皮散从少至多，服五七日，灸承浆穴七壮，灸疮愈再灸，再愈三灸，之后服二圣散，泄热祛血中之风邪。戒房室三年，病愈。

桦皮散

治肺脏风毒，遍身疮疥，及瘾疹瘙痒成疮，面上风刺粉刺。

桦皮四两，烧灰　荆芥穗二两　杏仁二两，去皮尖，用水一碗于银器内煮①去水一半已来，放令干用　炙甘草半两　枳壳四两，去瓤，用炭火烧欲灰，于湿纸上令干

---

① 煮：济生本作"热"。

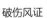

上件除杏仁外，余药为末，将杏仁另研，与诸药和匀，磁合内放之。每服三钱，食后温水调下。

二圣散

治大风疠疾。

将皂角刺一二斤，烧灰研细，煎大黄半两，调下二钱。

早服桦皮散，中煎升麻汤下泻青丸，晚服二圣散。此数等之药，皆为缓疏泄血中之风热也。

七圣丸、七宣丸，皆治风壅邪热，润利大肠，中风、风痫、疠风、大便秘涩皆可服用。

破 伤 风 证

夫风者，百病之始也。清净则腠理闭拒，虽有大风苛毒，弗能为害。故破伤风者，通于表里，分别阴阳，同伤寒证治。人知有发表，不知有攻里、和解，此汗、下、和三法也。诸疮不差，营卫虚，肌肉不生，疮眼不合者，风邪亦能外入于疮，为破伤风之候。诸疮上灸，及疮着白痂，疮口闭塞，气难通泄，故阳热易为郁结，热甚则生风也，故表脉浮而无力，太阳也，在表宜汗。

脉长而有力，阳明也，在里宜下。脉浮而弦小者，少阳也，半在表半在里宜和解。若明此三法，而治不中病者，未之有也。

羌活防风汤

治破伤风，邪初传在表。

羌活　防风　川芎　藁本　当归　芍药　甘草各四两
地榆　细辛各二两

上㕮咀，每服五钱，水煎。量紧慢加减用之，热则加大黄三两，大便秘则加大黄一两，缓缓令过，热甚更加黄芩二两。

白术防风汤

若服前药过，有自汗者。

白术　黄芪各一两　防风二两

上㕮咀，每服五七钱，水煎。

破伤风，脏腑秘，小便赤，用热药自汗不休，故知无寒也，宜速下之。先用芎黄汤三二服，后用大芎黄汤下之。

芎黄汤

川芎一两　黄芩六钱　甘草二钱
上㕮咀，水煎。

大芎黄汤

川芎半两　羌活　黄芩　大黄各一两

上咬咀，水煎。

羌活汤

治半在表半在里。

羌活　菊花　麻黄　川芎　白茯苓　防风　石膏　前胡　黄芩　蔓荆子　细辛　甘草　枳壳以上各一两　薄荷　白芷各半两

上咬咀，生姜同煎，日三服。

防风汤

治破伤风同伤寒表证未传入里，宜急服此药。

防风　羌活　独活　川芎各等分

上咬咀，水煎。服后宜调蜈蚣散，大效。

蜈蚣散

蜈蚣一对　鱼鳔半两　左盘龙半两，炒烟尽用

上为细末，用防风汤调下。如前药解表不已，觉直转入里，当服左龙丸，服之渐渐，看大便硬软，加巴豆霜。

左龙丸

治直视在里者。

左盘龙五钱，炒　白僵蚕炒　鱼鳔各半两　雄黄一钱，研

上同为细末，烧饭为丸，桐子大。每服十五丸，温酒下。如里证不已，当于左龙丸内一半末，加入巴豆霜

半钱，烧饭为丸，桐子大，同左龙丸一处。每服加一丸，渐加服至利为度。若利后，更服后药；若搐瘈不已，亦宜服后药，羌活汤也。

羌活汤

羌活　独活　地榆　防风各一两

上㕮咀，水煎。如有热，加黄芩；有涎，加半夏。若病日久，气血渐虚，邪气入胃，全气养血为度。

养血当归地黄汤

当归　地黄　芍药　川芎　藁本　防风　白芷各一两
细辛半两

上为粗末，水煎服。

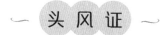

～ 头 风 证 ～

肝经风盛，木自摇动，梳头有雪皮，乃肺之证也。谓肺主皮毛，实则泄青丸主之，虚则消风散主之。

～ 雷 头 风 证 ～

夫雷头风者，震卦主之。诸药不效，为与证不相对也。

升麻汤

升麻①一两　苍术一两　荷叶全一个

上为细末，每服半两，水煎。或烧荷叶一个，研细，用前药调服亦可。

～ 胎 产 证 ～

妇人，童幼至天癸未行之间，皆属少阴；天癸既行，皆从厥阴论之；天癸已绝，乃属太阴经也。治胎产之病，从厥阴经，无犯胃气及上二焦，谓之三禁：不可汗，不可下，不可利小便。发汗者，同伤寒下早之证；利大便，则脉数而已动于脾；利小便，则内亡津液，胃

---

① 升麻：诸本缺如，据《素问气机保命集》升麻汤改。

中枯燥。制药之法，能不犯三禁，则营卫自和而寒热止矣。如发渴，则白虎，气弱则黄芪，血刺痛而和以当归，腹中疼而加之芍药。大抵产病天行，从增损柴胡，杂证从增损四物。宜详察脉证而用之。

产前寒热，小柴胡汤中去半夏，谓之黄龙汤。

二黄散

治妇人有孕，胎漏。

生地黄　熟地黄各等分

上为细末，煎白术枳壳汤调下。

半夏汤

治胎衣不下，或子死腹中，或子冲上而昏闷，或血暴下及胎干不能产者。

半夏曲一两半　肉桂七钱半　桃仁三十个，微炒，去皮尖
大黄半两

上为细末，先服四物汤三两服，次服半夏汤，生姜同煎。

增损柴胡汤

治产后经水适断，感于异证，手足抽搐，咬牙昏冒，系属上焦。

柴胡八钱　黄芩四钱半　人参三钱　甘草炒　石膏各四钱　知母二钱　黄芪半两　半夏三钱

上为粗末，每服半两，生姜、枣同煎。

秦艽汤

前证已去，次服此，以去其风邪。

秦艽八钱　芍药半两　柴胡八钱　防风　黄芩各四钱半
人参　半夏各三钱　炙甘草四钱

上为粗末，水煎。

荆芥散

二三日后，经水复行，前证俱退，宜此。

小柴胡汤一料，加荆芥穗五钱、枳壳麸炒，去瓤半两

上为粗末，同小柴胡煎法。

防风汤

三二日后，宜正脾胃之气，兼除风邪。

苍术四两　防风三两　当归一两　羌活一两半

上为粗末，水煎。

三分散

治产后日久虚劳，针灸、小药俱不效者。

川芎　熟地黄　当归　芍药　白术　茯苓　黄芪以
上各一两　柴胡　人参各一两六钱　黄芩　半夏　甘草各六钱

上为粗末，水煎服清。

血风汤

治产诸风，痿挛无力。

秦艽　羌活　防风　白芷　川芎　芍药　当归　地
黄　白术　茯苓各等分　加半夏　黄芪

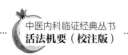

上为细末，一半为丸，炼蜜如桐子大，一半为散，温酒调下丸药五七十丸。

治血运血结，或聚于胸中，或偏于少腹，或运于胁肋。四物汤四两，倍当归、川芎、鬼箭、红花、玄胡各一两，同为粗末，如四物煎服，清调没药散服之。

虻虫去羽足，一钱，微炒　水蛭二钱，炒　麝香少许　没药一钱

上为细末，煎前药调服。血下痛止，只服前药。

加减四物汤

治产后头痛。血虚气弱，痰癖寒厥，皆令头痛。

羌活　川芎　防风　香附子炒，各一两　细辛一两半　炙甘草　当归各半两　石膏二两半　熟地黄一两　香白芷一两半　苍术一两六钱，去皮

上为粗末，每服一两，水煎。如有汗者，是气弱头痛也，前方中加芍药三两、桂一两半，生姜煎；如头痛痰癖者，加半夏三两、茯苓一两半，生姜煎；如热厥头痛，加白芷三两、石膏三两、知母一两半；如寒厥头痛，加天麻三两、附子一两半，生姜煎。

四物汤①

治诸变证方已载《元戎》方中。

红花散

治妇人产后血昏血崩。月事不调，远年干血气皆治之。

干荷叶　牡丹皮　当归　红花　蒲黄炒，各等分

上为细末，每服半两，酒煎和滓温服。如胎衣不下，别末榆白皮煎汤调下半两，立效。

当归散

治妇人恶物不下。

当归　芫花炒

上为细末，酒调三钱。又一方，好墨醋滓末之，小便、酒调下。

---

① 四物汤：据《医垒元戎》：四物汤，熟地黄、川芎、芍药、当归。上为粗末，水煎。加减于后：若加地骨皮、牡丹皮，治妇人骨蒸；若妊娠胎动不安，下血不止者，加艾十叶、阿胶一片（又加葱白、黄芪）；若血脏虚冷，崩中去血过多，亦加胶艾。若妇人尝服，春倍川芎，脉弦头痛；夏倍芍药，脉洪，飧泄；秋倍地黄，脉沉涩，血虚；冬倍当归，脉沉寒而不食。若春，则防风四物加防风，倍川芎；若夏，则黄芩四物加黄芩，倍芍药；若秋，则门冬四物加天门冬，倍地黄；若冬，则桂枝四物加桂枝，倍当归。若血虚而腹痛，微汗而恶风，四物汤加芪桂，谓之腹痛六合；若风眩运，加秦艽、羌活，谓之风六合；若气虚弱，起则无力，眴然而倒，加厚朴、陈皮，谓之气六合；若发热而烦，不能睡卧者，加黄连、栀子，谓之热六合；若虚寒脉微，自汗气难布息，清便自调，加干姜、附子，谓之寒六合；若中湿，身沉重无力，身凉微汗，加白术、茯苓，谓之湿六合。

治胎衣不下，蛇退皮炒焦，细末，酒调下。如胎衣在腹，另碾榆白皮末同煎服，立下。

生地黄散

诸见血无寒，衄血、下血、吐血、溺血皆属于热。

生地黄　熟地黄　枸杞子　地骨皮　天门冬　黄芪
芍药　甘草　黄芩以上各等分

上为粗末，每服一两，水煎。脉微身凉恶风，每一两加桂半钱。

麦门冬饮子

治衄血不止。

麦门冬　生地黄各等分

上剉，每服一两，水煎。又衄血，先朱砂、蛤粉，次木香、黄连。大便结，下之，大黄、芒硝、甘草、生地黄；溏软，栀子、黄芩、黄连可选而用之。

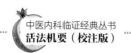

~ 带 下 证 ~

赤者，热入小肠；白者，热入大肠。其本湿热冤结于脉不散，故为赤白带下也。冤，屈也，结也。屈滞而病热不散，先以十枣汤下之，后服苦楝丸、大玄胡散，调下之，热去湿病自愈也。月事不来，先服降心火之剂，后服《局方》中五补丸，后以卫生汤治脾养血气可也。

苦楝丸

治赤白带下。

苦楝碎，酒浸　茴香炒　当归各等分

上为细末，酒糊丸，如桐子大。每服五十丸，空心酒下。

卫生汤

白芍药　当归各二两　黄芪三两　甘草一两

上为粗末，水煎空心服。如虚者，加人参一两。

～ 大 头 风 证 ～

夫大头风证者，是阳明邪热太甚，资实少阳相火而为之也。多在少阳，或在阳明，或在太阳，视其肿势在何部分，随经取之。湿热为肿，木盛为痛，此邪见于头，多在耳前后先出，治之大不宜药速，速则过其病所，谓上热米除，中寒复生，必伤人命。此病是自外而之内者，是血病。况头部分受邪，见于无形迹之部，当先缓而后急。先缓者，谓邪气在上，着无形之之部分，既着无形，无所不至。若用重剂速下，过其病，难已。虽无缓药，若急服之，或食前，或顿服，皆失缓体，则药不能得除病，当徐徐浸渍无形之邪也。或药性味、形体、据象，皆要不离缓体是也。且后急者，谓缓剂已泻，邪气入于中，是到阴部，染于有形质之所，若不速去，则损阴也。此终治，却为客邪，当急去之，是治客以急也。且治主当缓者，谓阳邪在上，阴邪在下，若急治之，不能解纷而益乱也。治客以急者，谓阳分受阴邪，阴分受阳邪，此客气急除去之也。

假令少阳、阳明为病，少阳为邪出于耳前后也。阳明为邪者，首大肿也。先以黄芩黄连甘草汤，通炒过剉煎，少少不住服，或剂毕再用煨黍黏子，新瓦上炒香，同大黄煎成，去渣，内芒硝，俱各等分，亦时时呷之，无令饮食在前。得微利及邪气已，只服前药。如不已，再同前次第服之，取大便利，邪气则止。如阳明渴者，加石膏。如少阳渴者，加栝楼根。阳明行经，升麻、芍药、葛根、甘草；太阳行经，羌活、防风之类。

黑白散[①]　治大头风如神方在后《家珍》内。

　　[①] 黑白散：据《洁古家珍》：黑白散，治大头病如神。黑乌蛇（酒浸），白花蛇（去头尾，酒浸），雄黄二钱，大黄（煨）半两，上为极细末，每服一二钱，白汤调下，无时。

消毒丸①方在《宝鉴》内附

～ 疟 证 ～

夏伤于暑，秋必病疟。盖伤之浅者，近而暴；伤之重者，远而疾。痎疟者，久疟也。是知夏伤于暑，湿热闭藏而不能发泄于外，邪气内行至秋而发为疟也。何经受之，随其动而取之。有中三阳者，有中三阴者，经中邪气，其证各殊，同伤寒治之也。五脏皆有疟，其治各异。在太阳经谓之风疟，治多汗之；在阳明经谓之热疟，治多下之；在少阳经谓之风热疟，治多和之；在阴经则不分三经，总谓之湿疟，当从太阴经论之。

桂枝羌活汤

治疟疾，处暑前发，头痛项强，脉浮，恶寒有汗。

桂枝　羌活　防风　甘草各半两

上为粗末，水煎。如吐者，加半夏曲等分。

---

① 消毒丸：据《卫生宝鉴》：消毒丸，治时毒疙瘩恶证。大黄、牡蛎（烧）、白僵蚕（炒）各一两。上为细末，炼蜜为丸，弹子大，新汲水化下一丸，无时。内加桔梗、鼠黏子，汤尤妙。

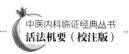
麻黄羌活汤

治疟病，头痛，项强，脉浮，恶风无汗者。

麻黄_{去节}　羌活　防风　甘草_{各半两}

上为粗末，水煎。如吐者，加半夏曲等分。

麻黄桂枝汤

治发疟如前证而夜发者。

麻黄_{一两，去节}　炙甘草_{三钱}　黄芩_{半两}　桂枝_{二钱}
桃仁_{三十个，去皮尖}

上为末，水煎。桃仁散血缓肝，夜发乃阴经有邪。此汤散血中风寒也。

桂枝黄芩汤

治疟服药寒热转甚者，知太阳、阳明、少阳三阳合病也，宜此和之。

甘草　黄芩　人参_{各四钱半}　半夏_{四钱}　柴胡_{一两二钱}
石膏　知母_{各半两}　桂枝_{二钱}

上为粗末，水煎。

从卯至午时发者，宜大柴胡汤下之。从午至酉发者，知其邪气在内也，宜大承气汤下之。从酉至子时发者，或至寅时者，知其邪气在血也，宜桃仁承气汤下之，微利后，更以小柴胡汤制其邪气可也。

～ 热 证 ～

有表而热者，谓之表热；无表而热者，谓之里热。有暴发而为热者，乃久不宣通而致也。有服温药而为热者，有恶寒战栗而热者。盖诸热之属心火之象也，治法：小热之气，凉以和之；大热之气，寒以取之；甚热之气，则汗发之，发之不尽，则逆制之，制之不尽，求其属以衰之。苦者，以治五脏，五脏属阴而居于内；辛者，以治六腑，六腑属阳而在于外。故内者下之，外者发之，又宜养血益阴，其热自愈。

地黄丸①方在前《发明》内附

如烦渴发热，虚烦蒸病，空心服地黄丸，食后服防风当归饮子。

柴胡　人参　黄芩　甘草各一两　滑石三两　大黄当归　芍药　防风各半两

上为粗末，生姜同煎。如痰实咳嗽，加半夏。

---

① 地黄丸：据《医学发明》：地黄丸，治肾气虚，久新憔悴，寝汗发热，五脏齐损，瘦弱虚烦骨蒸，痿弱下血。干山药、山茱萸各四钱，泽泻、牡丹皮、白茯苓各三钱，熟地黄八钱。上为末，炼蜜为丸，如桐子大。每服五十丸，温水送下，空心。

金花丸

治大便黄米谷完出，惊悸，尿血淋闭，咳血衄血，自汗头痛，积热肺痿。

黄连　黄柏　黄芩　山栀子仁各一两

上为细末，滴水为丸，桐子大，温水下。

如大便结实，加大黄，自利不用大黄。如中外有热者，作散刴服，名解毒汤。如腹满呕吐，欲作利者，解毒汤内加半夏、茯苓、厚朴各三钱，生姜同煎。如白脓下痢，后重者，加大黄三钱。

凉膈散① 方在《难知》内附

加减于后：若咽嗌不利，肿痛并涎嗽者，加桔梗一两，荆芥穗半两。若咳而呕者，加半夏半两，生姜煎。若鼻衄呕血者，加当归、芍药、生地黄各半两。若淋闭者，加滑石四两，茯苓一两。

当归承气汤

治热攻于上，不利于下，阳狂奔走，骂詈不避亲疏。

大黄　当归各一两　甘草半两　芒硝九钱

---

① 凉膈散：据《此事难知》：凉膈散，治上焦热甚，阳明、少阳气中之血药也。山栀子仁一两，连翘、黄芩、薄荷各一两半，大黄半两，芒硝半两。去六经中热，减大黄、硝，加桔梗、甘草各半两。一法加防风。上为粗末，每服一两，水二盏，同竹叶七片煎至一盏，去渣入蜜少许，食后服。加生姜煎亦得。

上咬咀，生姜、枣同煎。

牛黄膏

治热入血室，发狂不认人者。

牛黄二钱半　朱砂　郁金　牡丹皮各三钱　脑子　甘草各一钱

上为细末，炼蜜为丸，如皂子大，新水化下。

治表热恶寒而渴，阳明证白虎汤也，

若肤如火燎而热，以手取之不甚热，为肺热也。目睛赤，烦躁，或引饮，独黄芩一味主之。

若两胁下肌热，脉浮弦者，柴胡饮子主之。

若胁肋热，或一身尽热者，或日晡肌热者，皆为血热也，四顺饮子主之。

若夜发热，主行阴，乃血热也，四顺饮子、桃仁承气汤选而用之。

若昼则明了，夜则谵语，四顺饮子证。

若发热，虽无胁热，亦为柴胡证。

昼则行阳二十五度，气药也，大抵宜柴胡饮子。

夜则行阴二十五度，血药也，大抵宜四顺饮子。

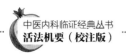

眼 证

眼之为病，在腑则为表，当除风散热；在脏则为里，宜养血安神。暴发者为表而易治，久病者在里而难愈。除风散热者，泻青丸主之；养血安神者，定志丸；妇人，则熟干地黄丸主之。

治眼暴赤暴肿，散热饮子。

散热饮子

防风　羌活　黄芩　黄连各一两

上咬咀，水煎，食后温服。

如大便秘涩，加大黄一两；如痛甚者，加当归、地黄各一两；如烦躁不得眠睡，加栀子一两。

地黄汤

治眼久病昏涩，因发而久不愈者。

防风　羌活　黄芩　黄连　地黄　当归　人参　茯苓各等分

上为粗末，水煎。

四物龙胆汤[①]　治目暴发方在《元戎》四物汤条下附。

点眼药，则有**蟾光膏**[②]方在后册杂方内附。

---

①　四物龙胆汤：据《医垒元戎》：若目赤暴发作云翳，疼痛不可忍，宜四物龙胆汤。熟地黄、当归、川芎、芍药各半两，羌活、防风各三钱，草龙胆、防己各二钱，水煎。

②　蟾光膏：据《济生拔粹》：蟾光膏，治远年目病，不通道路，退去云膜，须用腊月成开日合。白砂蜜四两（色白者，炒。用隔年葱一根，去须皮，切短，与蜜一同熬，去白膜。觑葱软熟为度。以绵滤渣放定，用纸取蜡面），黄丹三钱（水飞，生用），密陀僧三钱（水飞，生用），炉甘石（火煅过秤）五钱（水飞。以上三味，熬研极细，重罗腻末，倾入前蜜中。桃、柳无节病者各一枝，搅匀），当归、赤芍药、杏仁（烫去皮尖），以上三味各五钱，黄连（去芦头并茨，净秤）二两，川芎半两，秦皮、诃子皮、防风、石膏、玄精石（龟背文者妙）、井泉石、无名异、玄参、代赭石、石决明，以上十味各三钱（哎咀，用雪水或长流河水五升，于银器内熬至二升，滤去滓，净，再熬至一升，将一十五味熬至一升药水内，才倾入放下的药蜜，一同银器内慢火熬，药紫金色时，再添入后药，勿令过火），乳香、没药、琥珀、朱砂（另飞）、蕤仁（带皮秤，去皮用仁），以上五味各三钱，前四味先开研烂，后入蕤仁，水飞一同研细，折澄有滓再水飞，澄清再水飞。才倾入前紫金色药内，一同复熬一二沸，以箸点药于水中，不散为度，大抵勿令过与不及。取下于土中埋七日，取出置于银器中或磁器中。如法收贮，便再添入后细药，倾入药时，亦用桃、柳枝搅匀。南硼砂、珍珠、龙脑、珊瑚枝，以上四味各一钱，麝香半钱，上件五味，熬研极细，亦以桃、柳枝搅匀，倾入前药中，复搅匀。然后以纸封器盒口，旋旋取用。原盛药器盒中，如有取不尽药，用净水斟酌洗渲，却将渲药水熬三五沸，另行收拾。或洗、点眼，或膏子药稠了时倾些小调解。上用桑柴烧。计二十九味。

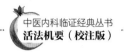

洗眼药，则有**夜光膏**①方在《宝鉴》内附。

嗫药②方在后杂方内附

～ 消 渴 证 ～

消渴之疾，三焦受病也。有上消，有消中，有消肾。

上消者，肺也。多饮水而少食，大便如常，小便清利，知其燥在上焦也。治宜流湿以润其燥。

消中者，胃也。渴而饮食多，小便赤黄，热能消谷，知热在中焦也。宜下之。

---

① 夜光膏：据《卫生宝鉴》：夜光膏，治赤眼，翳膜昏花。宣黄连、诃子各二两，当归一两，铜绿一钱。上㕮咀，用河水三升同浸两昼夜，入银石器，熬取汁约一大盏，内八分来，得所觑渣黑色为度。生绢细取汁，再入文武火熬，槐柳搅，滴水成珠为度。纵猪胰子二个（先去脂，以禾秆叶稍裹，于冰水内搓洗，换水无度，令净。细切入黄连膏内煮黑色，取出用之），黄丹四两（新水浸淘，去滓焙干碾细用），炉甘石一两（童子小便一大碗，炭火烧红，蘸之令小便尽，甘石粉白为度，研极细），鹅梨十枚（竹刀去皮核，生布取汁用），青盐六两（研细），蜜一斤（炼去滓蜡，十沸止），上将梨汁、甘石入膏子熬五七沸，入青盐，以槐、柳枝搅至褐色，方盛磁冰冷，拔去火毒，腊月合为妙，正月、十一月次之，余月皆不可。

② 嗫药：据《济生拔粹》：嗫药，治偏头疼、眼疾。苍耳子、薄荷叶、盆硝、石膏各一钱（乱文者，水飞），乳香、细辛、川芎各半钱，上为极细末，晨、午、夕三时嗫之。

消肾者，初发为膏淋，谓淋下如膏油之状，至病成而面色黧黑，形瘦而耳焦，小便浊而有脂液。治法宜养血以肃清，分其清浊而自愈也。

黄连膏

黄连末一斤　生地黄自然汁　白莲花藕汁　牛乳汁各一斤

上将汁熬成膏子剂，黄连末为丸，桐子大。每服三十丸，少呷温水送下，日进十服，渴病立止。

八味丸①

治肾消方在《发明》内附。

———— 肿 胀 证 ————

五脏六腑皆有胀，《经》云：平治权衡，去宛陈莝，开鬼门，洁净府。平治权衡者，察脉之浮沉也；去宛陈

---

① 八味丸：据《医学发明》：八味丸，治肾气虚乏，下元冷惫，脐腹疼痛，夜多旋溺，脚膝缓弱，肢体倦怠，面色萎黄或黧黑，及虚劳不足，渴欲饮水，腰重疼痛，少腹急痛，小便不利，并宜服之。熟地黄八两，山药、山茱萸各四两，桂（去皮）二两，牡丹皮、泽泻各三两，附子（炮）二两，白茯苓（去皮）三两，上件为细末，炼蜜为丸，如桐子大。每服五十丸至七十丸，温酒送下，盐汤亦得，空腹食前。妇人淡醋汤下。

莝者，疏涤肠胃也；开鬼门者，发汗也；洁净府者，利小便也。蛊胀之病，治以鸡屎醴，酒调服。水胀之病，当开鬼门，决洁净府也。

治水肿，蝼蛄去头尾，与葡萄心同研，露七日，曝干为末，淡酒调下，暑月用佳。

又方：枣一斗，锅内入水，上有四指深用大戟并根苗盖之遍盆，合之煮熟为度。去大戟不用，旋旋吃，无时。尽枣决愈，神效。

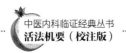

疮疡证

疮疡者，火之属，须分内外以治其本。若其脉沉实，当先疏其内，以绝其源也；其脉浮大，当先托里，恐邪气入内也。有内外之中者，邪气至盛，遏绝经络，故发痈肿。此因失托里及失疏通，又失和营卫也。治疮之大要，须明托里、疏通、行营卫之三法。内之外者，其脉沉实，发热烦躁，外无焮赤，痛深于内，其邪气深矣。故先疏通脏腑，以绝其源。外之内者，其脉浮数，焮肿在外，形证外显，恐邪气极而内行，故先托里也。内外之中者，外无焮恶之气，内亦脏腑宣通，知其在经，当和营卫也。用此三法之后，虽未差，必无变证，亦可使气峻减而易痊愈。

内疏黄连汤

治呕哕心逆，发热而烦，脉沉而实，肿硬木闷而皮肉不变色，根系深大，病远在内，脏腑秘涩，当急疏利之。

黄连　山栀子　芍药　当归　槟榔　木香　薄荷　连翘　黄芩　桔梗　甘草_{以上各一两}

上为末，水煎。先吃一二服，次后加大黄一钱，再服加二钱，以利为度。如有热证，止服黄连汤，大便秘涩，则加大黄。如觉无热证，煎后药，复煎散，时时服之。如无热证及大便不秘涩，止服复煎散，稍有热证，却服黄连汤，秘则加大黄。如此内外皆通，营卫和调，则经络自不遏绝矣。

内托复煎散

治肿焮于外，根盘不深，形证在表，其脉多浮，痛在皮肉，邪气盛而必侵于内，须急内托以救其里也。

地骨皮　黄芪　防风_{各二两}　芍药　黄芩　白术　茯苓　人参　甘草　当归　防己_{以上各一两}　柳桂_{淡味，加半两}

上㕮咀，先煎苍术一斤，用水五升，煎至三升，去苍术滓，入煎药十二味，再煎至三四盏，绞取清汁，作三四服，终日服之。又煎苍术滓为汤，去滓再依前煎十二味药滓，服之。此除湿散郁热，使胃气和平，如或未已，再作半料服之。若大便秘及烦热，少服黄连汤。如微利，烦热已退，却服复煎散半料。如此，使营卫俱行，邪气不能自侵也。

当归黄芪汤

治疮疡，脏腑已行如痛不可忍者。

当归　黄芪　地黄　川芎　地骨皮　芍药各等分

上咬咀，水煎。如发热，加黄芩；如烦躁不能睡卧者，加栀子；如呕，则是湿气侵胃，倍加白术。

内消升麻汤

上治血气壮实，若患痈疽，大、小便不通。

升麻　大黄各二两　黄芩一两半　枳实麸炒　当归　芍药各一两半　炙甘草一两

上咬咀，水煎，食前服。

复元通气散

治诸气涩耳聋，腹痛便痈，疮疽无头，止痛消肿。

青皮　陈皮各四两　甘草三两，生熟各半　穿山甲炮栝楼根各二两　加金银花　连翘各一两

上为细末，热酒调下。

五香汤

治毒气入腹，托里。若有异证，于内加减。

丁香　木香　沉香　乳香各一两　麝香三钱

上为细末，水煎，空心服。呕者，去麝，加藿香叶

一两；渴者，加人参一两。

赤芍药散

治一切疔疮痈疽，初觉憎寒疼痛。

金银花　赤芍药各半两　大黄七钱半　瓜蒌大者一枚
当归　甘草　枳实各三钱

上为粗末，水、酒各半，煎。

桃红散

敛疮生肌，定血，辟风邪。

滑石四两　乳香　轻粉各二钱　小豆粉一钱
寒水石三两，烧。一方改小豆粉为定粉，一两
上为极细末，干贴。

冰霜散

治火烧皮烂，大痛。

寒水石生　牡蛎烧　朴硝　青黛各一两　轻粉一钱
上为细末，新水或油调涂，立止。

乳香散

治杖疮，神效。

乳香　没药各三钱　自然铜半两，火烧，醋蘸十遍　茴香
四钱　当归半两

上为细末，每服半两，温酒调下。

五黄散

治杖疮，定痛。

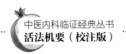

黄丹　黄连　黄芩　黄柏　大黄　乳香_{以上各等分}

上为细末，新水调成膏，用绯绢、帛上摊贴。

花蕊石散

治一切金疮，猫狗咬伤，妇人败血恶血，奔心血运，胎死胎衣不下至死者。以童便调下一钱，取下恶物，神效。

硫黄_{明净者，四两}　花蕊石_{一斤}

十二味拌匀，用纸筋和胶泥固济，瓦罐子一个，入药内，密泥封口了焙干，安在四方砖上_{砖上书八卦、五行字}，用炭一秤围烧，自巳午时从下生火，直至经宿火尽，又经宿罐冷，取研极细，磁盒内盛用①。

截疳散

治年深疳瘘疮。

黄连_{半两}　白蔹　白及　黄丹_{各一两}　轻粉_{一钱}　龙脑　麝香_{各五分，另研}　密陀僧_{一两}

上为细末，和匀干掺，或纴上以膏贴之。

生肌散

寒水石_到　滑石_{各一两}　乌鱼骨　龙骨_{各一两}　定粉　密陀僧　白矾灰　干胭脂_{各半两}

上为极细末，干掺用之。

---

① 用：济生本无，据丹溪本补。

平肌散

治诸疮久不敛。

密陀僧　花蕊石_{二物同煅赤}　白龙骨_{各二两}　乳香_{另研}
轻粉_{各一钱}　黄丹　黄连_{各二钱半}

上为极细末，和匀干掺。

碧霞挺子

治恶疮，透了不觉疼痛者。

铜绿_{一两}　硇砂_{二钱}　蟾酥_{一钱}

上为细末，烧饭和作麦檫挺子，每用刺不觉痛者，须刺血出方纴药在内，以膏贴之。

用药加减

如发背疔肿，脓溃前后，虚而头痛，于托里药内加五味子。

恍惚不宁，加人参、茯苓。

虚而发热者，加地黄、栝楼根。

潮热者，加柴胡、地骨皮。

渴不止者，加知母、赤小豆。

虚烦者，加枸杞、天门冬。

自利者，加厚朴。

脓多者，加当归、川芎。

痛甚者，加芍药、乳香。

肌肉迟生者，加白蔹、官桂。

有风邪者，加独活、防风。

心惊悸者，加丹砂。

口目眴动者，加羌活、细辛。

呕逆者，加丁香、藿香叶。

痰多者，加半夏、陈皮。

回疮金银花散

治疮疡痛，甚则色变紫黑者。

金银花连枝叶，剉，二两　黄芪四两　甘草一两

上㕮咀，用酒一升，同入壶瓶内，闭口重汤内煮三两时辰，取出去滓，顿服之。

雄黄散

治疮有恶肉不能去者。

雄黄一钱，研　巴豆不去皮研一个，去皮五分

上二味，再同研如泥，入乳香、没药各少许，再研匀细，少上，恶肉自去矣。

～ 瘰疬证 ～

夫瘰疬者，结核是也。或在耳后，或在耳前，或在耳下连及颐颌，或在颈下连缺盆，皆谓之瘰疬。或在胸

及胸之侧，或在两胁，皆谓之马刀，手足少阳主之。

治结核前后耳有之，或耳下、颔下有之，皆瘰疬也。桑椹二斗，极熟黑色者，以布裂取自然汁，不犯铜铁，以文武火慢熬，作薄膏子。每日白沸汤点一匙，食后，日三服。

连翘汤

治马刀。

连翘　瞿麦花各一斤　大黄三两　甘草二两

上㕮咀，水煎服。后十余日可于临泣穴灸二七壮。服五六十日方效。在他经者，又一方：服大黄、木通五两，知一作贝母五两，雄黄七分，槟榔半两，减甘草不用，同前药为细末，热水调下三五钱服之。

瞿麦饮子

连翘一斤　瞿麦穗半斤

上为粗末，水煎，临卧服。此药经效多不能速验，宜待岁月之久除也。

～咳嗽证～

咳谓无痰而有声，肺气伤而不清也。嗽谓无声而有痰，脾湿动而为痰也。咳嗽是有痰而有声，盖因伤于肺

气而咳动于脾湿，因咳而为嗽也。治咳嗽者，治痰为
先，治痰者，下气为上，是以南星、半夏胜其痰而咳嗽
自愈也。枳壳、陈皮利其气，而痰自下也①。痰而能食
者，大承气汤微下之；痰而不能食者，厚朴汤治之。夏
月嗽而发热者，谓之热痰嗽，小柴胡汤四两，加石膏一
两、知母半两用之。冬月嗽而寒热者，谓之寒嗽，小青龙
加杏仁服之。蜜煎生姜汤，蜜煎橘皮汤，烧生姜、胡桃，
皆治无痰而嗽者。此乃大例，更当随时、随证加减之。

利膈丸②方在《宝鉴》内附

咳气丸

治久嗽痰喘，肺气浮肿。

郁李仁　青皮去白　陈皮去白　槟榔　木香　杏仁去皮
尖　马兜铃炒　人参　广茂　当归　泽泻　茯苓　苦葶苈
炒，各二钱　防己半两　牵牛取头末，一两半

上为细末，生姜汁面糊为丸，桐子大，生姜汤下。

治咳嗽诸方在《家珍》内并《宝鉴》内者，更宜选
而用之。

---

① 而咳嗽……自下也：医统本缺此18字，据济生本补入。
② 利膈丸：据《卫生宝鉴》：利膈丸，治胸中不利，痰嗽喘满，利
脾胃壅滞，调秘，推陈致新，治膈气圣药也。木香，槟榔七个半，人参、
当归、藿香各一两，甘草、枳实各一两，大黄（酒浸）、厚朴（姜制）各
二两，上为细末，滴水为丸，桐子大，温水下。

～ 虚损证 ～

　　虚损之疾，寒热因虚而感也。感寒则损阳，阳虚则阴盛，故损则自上而下，治之宜以辛、甘、淡，过于胃则不可治也。感热则损阴，阴虚则阳盛，损则自下而上，治之宜以苦、酸、咸，过于脾则不可治也。自上而损者，一损损于肺，故皮聚而毛落；二损损于心，故血脉虚弱不能营于脏腑，妇人则月水不通；三损损于胃，故饮食不为肌肤也。自下而损者，一损损于肾，故骨痿不能起于床；二损损于肝，故筋缓不能自收持；三损损于脾，故饮食不能消克也。故心肺损则色弊，肝肾损则形痿，脾胃损则谷不化也。

　　治肺损而皮聚毛落，宜益气，**四君子汤**[①]方在前《难知》内附。

　　治心肺虚损，皮聚而毛落，血脉虚损，妇人月水愆

---

　　① 四君子汤：据《此事难知》：四君子汤，白术、茯苓、人参、黄芪各一两，上剉如麻豆大，每服一两，水三盏，生姜五片，煎至一盏，去滓温服。

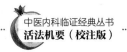
期，宜益气和血，**八物汤**①方在前《元戎》内附。

治心肺损及胃损，饮食不为肌肤，宜益气和血调饮食，**十全散**②方在前《元戎》内附。

治肾肝损，骨痿不能起于床，宜益精，筋缓不能自收持，宜缓中。

牛膝丸

牛膝酒浸　草薢　杜仲到，炒　苁蓉酒浸　菟丝子
防风　胡芦巴炒　肉桂减半　破故纸　沙苑　白蒺藜

上等分，为细末，酒煮猪腰子为丸。每服五七十丸，空心温酒下。如腰痛不起者，服之甚效。

治阳盛阴虚，肝肾不足，房室虚损，形瘦无力，面多青黄而无常色，宜营血养肾。

地黄丸

苍术一斤，泔浸　熟地黄一斤　干姜春七钱，夏半两，秋七钱，冬一两

---

①　八物汤：据《医垒元戎》：八物汤，妇人伤寒，汗下后饮食减少，血虚者。熟地黄、川芎、芍药、当归各一两，黄芪、甘草、茯苓、白术各一两。

②　十全散：据《医垒元戎》：十全散，治男子、妇人诸虚不足，五劳七伤，不进饮食，久病虚损，时发潮热，气攻骨脊，拘急疼痛，夜梦遗精，面色萎黄，脚膝无力，喘咳中满，脾肾气弱，五心烦闷，并皆治之。桂、芍药、甘草、黄芪、当归、川芎、人参、白术、茯苓、熟地黄各等分，上为粗末，每服二钱，水一盏，生姜三片，枣二枚，煎至七分，不拘时候温服。

上为细末，蒸枣肉为丸，桐子大。每服五七十丸至百丸，诸饮下。若加五味子为肾气丸，述类象形，神品药也。

如阳盛阴虚，心肺不足，及男子、妇人面无血色，食少嗜卧，肢伴困倦，宜八味丸。

如形体瘦弱，无力多困，未知阴阳先损，夏月宜地黄丸，春、秋宜肾气丸，冬月宜八味丸。

治病久虚弱，厌厌不能食，**和中丸**①方在前《脾胃论》中。

～ 吐　证 ～

吐证有三，气、积、寒也，皆从三焦论之。上焦在胃口，上通于天气，主纳而不出；中焦在中脘，上通天气，下通地气，主腐熟水谷；下焦在脐下，通于地气，主出而不纳。是故上焦吐者，皆从于气。气者，天之阳也。其脉浮而洪，其证食已暴吐，渴欲饮水，大便结

---

① 和中丸：据《脾胃论》：和中丸，桔红一钱，人参一钱，干木瓜二钱，干生姜一钱，炙甘草三钱。上为细末，蒸饼为丸，如桐子大，每服三五十丸，温水送下，食前。

燥，气上冲而胸发痛，其治当降气和中。中焦吐者，皆从于积。有阴有阳，食与气相假为积而痛。其脉浮而弦①，其证或先痛而后吐，或先吐而后痛。治法当以小毒药去其积，槟榔、木香和其气。下焦吐者，皆从于寒，地道也。其脉沉而迟，其证朝食暮吐，暮食朝吐，小便清利，大便秘而不通。治法当以毒药通其秘塞，温其寒气，大便渐通，复以中焦药和之，不令大便秘结而自愈也。

治上焦气热上冲，食已暴吐，脉浮而洪，宜先和中。

桔梗汤

桔梗　白术各一两半　半夏曲二两　陈皮去白　白茯苓　枳实麸炒　厚朴姜制炒香，各一两

上㕮咀，水煎，取清调木香散二钱，隔夜空腹服之。后气渐下，吐渐止，然后去木香散，加芍药二两，黄芪一两半，每一料中叩算加之。如大便燥结，食不尽下，以大承气汤去硝，微下之，少利，再服前药补之。如大便复结，依前再微下之。

木香散

木香　槟榔各等分

上为细末，前药调服。

---

① 弦：济生本作“匿”。

厚朴丸

主翻胃吐逆，饮食噎塞，气上冲心，腹中诸疾。其药味即与万病紫菀丸[①]　同方在《元戎》方内附。

其加减于后：春、夏再加黄连二两，秋、冬再加厚朴二两。如治风，于春、秋所加黄连、厚朴外，更加菖蒲、茯苓各一两半。如治风痫，不愈者，依春、秋加减外，更加人参、菖蒲、茯苓各一两半。如失精者，加菖蒲、白茯苓为辅。如肝之积，加柴胡、蜀椒为辅。如心之积，加黄连、人参为辅。如脾之积，加吴茱萸、干姜为辅。如肾之积，加菖蒲、茯苓为辅。秋、冬久泻不止，加黄连、茯苓。

---

①　万病紫菀丸：据《医垒元戎》：万病紫菀丸，疗脐腹久患痃癖如碗大，及诸黄病。每地气起时，上气冲心，绕脐绞痛。一切虫咬，十种水病，十种蛊病，反胃吐食，呕逆恶心，饮食不消。天行时病，妇人多年月露不通，或腹如怀孕多血，天阴即发。又治十二种风顽痹，不知年岁，昼夜不安，梦与鬼交，头白多屑，或哭或笑，如鬼魅所着，腹痛生疮，腹痛，服之皆效。紫菀（去苗土），吴茱萸（汤洗七次，焙干），菖蒲、柴胡（去须），厚朴（姜制）一两，桔梗（去芦），茯苓（去皮），皂荚（去皮子等，炙），桂枝、干姜（炮），黄连（去须）八钱，蜀椒（去目及闭口，微炒去汗）、巴豆（去皮膜，出油，研）、人参（去芦）各半两，川乌（炮，去皮）半两加三钱，羌活、独活、防风等分。上为细末，入巴豆，匀炼蜜丸，如桐子大。每服三丸，渐加至五七丸，生姜汤送下，食后、临卧服。

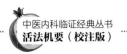

～ 心 痛 证 ～

诸心痛者，皆少阴、厥阴气上冲也。有热厥心痛者，身热足寒，痛甚则烦躁而吐，额自汗出，知其热也。其脉浮大而洪，当灸太溪及昆仑，谓表里俱泻之，是谓热病汗不出，引热下行，表汗通身而出者，愈也。灸毕，服金铃子散则愈；痛止，服枳术丸去其余邪也。有大实心中痛者，因气而食卒然发痛，大便或秘久而注闷，心胸高起，按之愈痛，不能饮食，急以煮黄丸利之，利后以藁本汤去其邪也。有寒厥心痛者，手足逆而通身冷汗出，便溺清利，或大便利而不渴，气微力弱，急以术附汤温之。寒厥暴痛，非久病也，朝发暮死，急当救之。是知久病无寒，暴病非热也。

金铃子散

治热厥心痛，或发或止，久不愈者。

金铃子　玄胡索_{各一两}

上为细末，每服二三钱，酒调下，温汤亦得。

治大实心痛二药，厚朴丸同紫菀丸_{方在《元戎》方内}、

煮黄丸^①<small>方在《阴证略例》内。</small>

治大实心痛，大便已利，宜**藁本汤**止其痛也。

藁本<small>半两</small>　苍术<small>一两</small>

上为粗末，水煎服清。

治寒厥暴痛，脉微气弱，宜术附汤温之<small>方在《云歧脉论》内附。</small>

～ 疝 证 ～

男子七疝，妇人瘕聚带下，皆任脉所主阴经也。肾、肝受病，治法同归于一。

酒煮当归丸

当归<small>剉</small>　附子<small>炮</small>　苦楝子<small>剉</small>　茴香<small>各一两</small>

上剉，以酒三升同煮，酒尽为度，焙干作细末入：

丁香　木香<small>各二钱</small>　全蝎<small>二十二个</small>　玄胡索<small>二两</small>

---

　　① 煮黄丸：据《阴证略例》：煮黄丸，治饮食过多，心腹膨闷，甚则两胁虚胀。雄黄一两（研），巴豆半两（去皮、心、膜，研如泥，入雄黄研匀），上二味，入白面二两同和研匀，滴水丸桐子大，滚浆水煮十二丸，熟，漉入冷浆内，令沉。每一时用浸药冷浆下一丸，日尽十二丸也。如利，不必尽剂，否则再服，又治胁下痃癖痛，如神。

上同为细末，与前药一处拌匀，酒糊为丸，每服三五十丸至百丸，空心温酒下。凡疝气带下皆属于风，全蝎治风之圣药，茴香、苦楝皆入小肠，故以附子佐之，丁香、木香则导为用也。

治奔豚及小腹痛不可忍者。

苦楝丸

苦楝　茴香各一两　黑附子一两，炮，去皮脐

上用酒二升煮，酒尽为度，曝干或阴干，捣为极细末，每一两药末入：

全蝎十八个　玄胡索半两　丁香十五个

上共为细末，酒糊为丸，桐子大，每服百丸，空心酒下。如痛甚，煎当归入酒下，大效。